50 Recetas de Jugos Para Reducir el Estrés:

Atraviese Tiempos Duros y Momentos de Ansiedad Usando los Jugos Como Camino a Un Cuerpo Revitalizado Nuevamente

Por

Joe Correa CSN

DERECHOS DE AUTOR

Esta publicación está diseñada para proveer información precisa y autoritaria respecto al tema en cuestión. Es vendido con el entendimiento de que ni el autor ni el editor están envueltos en brindar consejo médico. Si éste fuese necesario, consultar con un doctor. Este libro es considerado una guía y no debería ser utilizado en ninguna forma perjudicial para su salud. Consulte con un médico antes de iniciar este plan nutricional para asegurarse que sea correcto para usted.

RECONOCIMIENTOS

Este libro está dedicado a mis amigos y familiares que han tenido una leve o grave enfermedad, para que puedan encontrar una solución y hacer los cambios necesarios en su vida.

50 Recetas de Jugos Para Reducir el Estrés:

Atraviese Tiempos Duros y Momentos de Ansiedad Usando los Jugos Como Camino a Un Cuerpo Revitalizado Nuevamente

Por

Joe Correa CSN

CONTENIDOS

ACERCA DEL AUTOR

Luego de años de investigación, honestamente creo en los efectos positivos que una nutrición apropiada puede tener en el cuerpo y la mente. Mi conocimiento y experiencia me han ayudado a vivir más saludablemente a lo largo de los años y los cuales he compartido con familia y amigos. Cuanto más sepa acerca de comer y beber saludable, más pronto querrá cambiar su vida y sus hábitos alimenticios.

La nutrición es una parte clave en el proceso de estar saludable y vivir más, así que empiece ahora. El primer paso es el más importante y el más significativo.

INTRODUCCIÓN

50 Recetas de Jugos Para Reducir el Estrés: Atraviese Tiempos Duros y Momentos de Ansiedad Usando los Jugos Como Camino a Un Cuerpo Revitalizado Nuevamente

Por Joe Correa CSN

El estrés es una causa muy común de muchas enfermedades. Algunos estudios van tan lejos incluso para aclamar que el 90% de todas las enfermedades están relacionadas con el estrés. La mayoría de nosotros lo experimenta en nuestras vidas, ya sea como una condición crónica, o causado por algunos de los estresantes de la vida más grandes, como:

- Muerte de un ser querido
- Divorcio
- Pérdida de empleo
- Problemas emocionales como depresión, ansiedad, etc.

Sin embargo, algunas circunstancias y eventos que representan tiempos felices también pueden causar cantidades enormes de estrés. Estos incluyen casarse y mudarse a un nuevo hogar.

Algunas personas se sienten estresadas crónicamente, su cuerpo se encuentra constantemente inundado de cortisol, una hormona del estrés. Mientras que esta hormona nos provee energía para lidiar con un momento estresante, el estrés crónico y continuo nos da demasiado de algo bueno.

Entonces, es imperativo reducir los niveles de estrés.

Muchas técnicas son conocidas y están disponibles mundialmente, y recomiendo que las utilice en nuestro camino hacia la reducción del estrés.

No hay mejor tiempo que ahora para cuidarse a sí mismo. Abajo hay algunos de los consejos probados para reducir el estrés:

- Comer alimentos saludables. Pero no comer de más.
- Algunos días de dieta de jugos podría ser lo ideal para ayudarlo en su camino hacia la reducción de estrés. Los alimentos líquidos son más sencillos de digerir y los jugos, especialmente, le darán un descanso muy necesitado, causando una recuperación del cuerpo entero.
- Recomiendo evitar la cafeína, alcohol y nicotina en todo momento, pero especialmente cuando se encuentre en un modo de estrés alto. Intente tomar mucha agua en reemplazo.

- Reduzca la ingesta de azúcar, incluyendo todos los azúcares ocultos en alimentos procesados.

- Este es un gran momento para regalarle a su cuerpo un poco de actividad física, incluso si es una breve caminata mientras toma aire fresco.

- Tenga más consciencia de sus pensamientos. Reconózcalos y déjelos pasar con meditación guiada. Muchas meditaciones guiadas de gran calidad están disponibles gratuitamente en YouTube, o incluso en aplicaciones para el teléfono móvil.

- Y lo más importante, reconozca que *puede* hacer algo acerca de sus niveles de estrés.

He preparado estas recetas de jugos deliciosas para el estrés, para que pueda hacerlas en casa. He combinado algunas de las frutas y vegetales combatientes del estrés en mezclas poderosas que le asistirán para lidiar con el estrés.

Hay algo para todos los gustos, y espero que estas recetas seleccionadas con mucho cuidado le ayuden a llevar una existencia libre de estrés, tal y como se lo merece.

50 RECETAS DE JUGOS PARA REDUCIR EL ESTRÉS: ATRAVIESE TIEMPOS DUROS Y MOMENTOS DE ANSIEDAD USANDO LOS JUGOS COMO CAMINO A UN CUERPO REVITALIZADO NUEVAMENTE

1.   Jugo de Hinojo y Acelga

Ingredientes:

3 manzanas Granny Smith grandes, sin centro

1 taza de hinojo, en trozos

1 taza de espinaca fresca, en trozos

1 taza de Acelga, en trozos

Preparación:

Lavar las manzanas y cortarlas por la mitad. Remover el centro y trozar. Dejar a un lado.

Lavar el bulbo de hinojo y recortar las capas marchitas. Trozar y llenar un vaso medidor. Reservar el resto en la nevera.

En un colador grande, combinar la acelga y espinaca. Lavar bajo agua fría y colar. Romper con las manos y dejar a un lado.

Combinar el hinojo, acelga, espinaca y manzana en una juguera. Pulsar.

Transferir a un vaso y refrigerar 15 minutos antes de servir.

Información nutricional por porción: Kcal: 220, Proteínas: 5.0g, Carbohidratos: 66.3g, Grasas: 1.3g

2.   Jugo de Granada y Remolacha

Ingredientes:

1 taza de verdes de remolacha, en trozos

1 taza de remolacha, en rodajas

1 taza de semillas de granada

1 taza de apio, en trozos

1 cucharada de miel

Preparación:

Lavar la remolacha y recortar las partes verdes. Trozar y dejar a un lado.

Trozar los verdes de remolacha recortados.

Cortar la parte superior de la granada y deslizar hacia las membranas blancas. Remover las semillas a un vaso medidor y dejar a un lado.

Lavar el apio y trozarlo. Dejar a un lado.

Procesar la remolacha, verdes de remolacha, semillas de granada y apio en una juguera.

Transferir a vasos y añadir la miel.

Agregar hielo y servir inmediatamente.

Información nutricional por porción: Kcal: 113, Proteínas: 5.1g, Carbohidratos: 33.9g, Grasas: 1.4g

3.   Jugo de Moras y Lima

Ingredientes:

1 taza de moras

1 lima entera, sin piel

1 taza de semillas de granada

1 manzana Granny Smith pequeña, sin centro

¼ cucharadita de jengibre, molido

2 onzas de agua

Preparación:

Poner las moras en un colador. Lavar bajo agua fría, colar y dejar a un lado.

Pelar la lima y cortarla por la mitad. Dejar a un lado.

Cortar la parte superior de la granada y deslizar hacia las membranas blancas. Remover las semillas a un vaso medidor y dejar a un lado.

Lavar la manzana y cortarla por la mitad. Remover el centro y trozar. Dejar a un lado.

Combinar las semillas de granada, moras, lima y manzana en una juguera, y pulsar. Transferir a un vaso y añadir el jengibre y agua.

Refrigerar 10 minutos antes de servir.

Información nutricional por porción: Kcal: 206, Proteínas: 3.3g, Carbohidratos: 61.1g, Grasas: 1.8g

4. Jugo de Naranja y Pepino

Ingredientes:

1 taza de pepino, en rodajas

1 calabacín mediano, en trozos

1 naranja grande, sin piel y en gajos

1 taza de calabaza, en cubos

1 zanahoria grande, en rodajas

1 nudo de jengibre pequeño, en trozos

Preparación:

Lavar el pepino y cortarlo en rodajas finas. Llenar un vaso medidor y reservar el resto. Dejar a un lado.

Pelar el calabacín y trozarlo. Dejar a un lado.

Pelar la naranja y dividirla en gajos. Cortar cada gajo por la mitad y dejar a un lado.

Cortar la parte superior de la calabaza. Cortarla por la mitad y remover las semillas. Cortar un gajo grande y pelarlo. Trozar en cubos y llenar un vaso medidor. Reservar el resto en la nevera.

Lavar y pelar la zanahoria. Cortar en rodajas finas y dejar a un lado.

Pelar el nudo de jengibre y trozarlo. Dejar a un lado.

Combinar la calabaza, zanahoria, pepino, naranja y jengibre en una juguera. Pulsar, transferir a un vaso y añadir hielo.

Servir inmediatamente.

Información nutricional por porción: Kcal: 133, Proteínas: 5.7g, Carbohidratos: 38.2g, Grasas: 1.0g

5.   Jugo de Papaya y Calabacín

Ingredientes:

1 calabacín mediano, en trozos

1 taza de albahaca fresca, en trozos

1 taza de pepino, en rodajas

1 taza de lechuga roja, en trozos

1 taza de papaya, en trozos

Preparación:

Combinar la albahaca y lechuga en un colador grande y lavar bajo agua fría. Colar y romper con las manos. Dejar a un lado.

Lavar el pepino y cortarlo en rodajas finas. Llenar un vaso medidor y refrigerar.

Pelar el calabacín y trozarlo. Dejar a un lado.

Pelar la papaya y cortarla por la mitad. Remover las semillas y pulpa. Trozar y dejar a un lado.

Combinar el calabacín, albahaca, pepino, lechuga y papaya en una juguera, y pulsar. Transferir a un vaso y añadir hielo.

Servir inmediatamente.

Información nutricional por porción: Kcal: 92, Proteínas: 4.7g, Carbohidratos: 25.8g, Grasas: 1.3g

6.   Jugo de Coliflor y Melón Dulce

Ingredientes:

1 taza de coliflor, en trozos

1 taza de albahaca fresca, en trozos

1 gajo grande de melón dulce

1 manzana roja mediana, sin centro

1 limón grande, sin piel

Preparación:

Recortar las hojas externas de la coliflor. Lavarla y trozar. Llenar un vaso medidor y reservar el resto en la nevera.

Lavar la albahaca bajo agua fría. Colar y trozar. Dejar a un lado.

Cortar el melón dulce por la mitad. Remover las semillas y cortar un gajo grande. Pelarlo, trozarlo y poner en un tazón. Reservar el resto en la nevera.

Lavar la manzana y cortarla por la mitad. Remover el centro y trozar. Dejar a un lado.

Pelar el limón y cortarlo por la mitad. Dejar a un lado.

Combinar la coliflor, albahaca, melón dulce, manzana y limón en una juguera. Pulsar y transferir a un vaso.

Agregar algunos cubos de hielo y servir inmediatamente.

Información nutricional por porción: Kcal: 156, Proteínas: 9.06g, Carbohidratos: 46.43g, Grasas: 1.55g

7.   Jugo de Pimiento Dulce y Zanahoria

Ingredientes:

1 pimiento dulce grande, en trozos

1 pepino mediano, en rodajas

2 zanahorias grandes, en rodajas

1 taza de albahaca fresca, en trozos

¼ cucharadita de jengibre, molido

Preparación:

Lavar el pimiento dulce y cortarlo por la mitad. Remover las semillas y trozar. Dejar a un lado.

Lavar el pepino y cortarlo en rodajas finas. Llenar un vaso medidor y refrigerar.

Lavar y pelar las zanahorias. Cortar en rodajas finas y dejar a un lado.

Lavar la albahaca bajo agua fría. Colar y trozar. Dejar a un lado.

Combinar el pimiento dulce, pepino, zanahorias y albahaca en una juguera, y pulsar. Transferir a un vaso y añadir el jengibre. Agregar agua de ser necesario. d

Refrigerar 5 minutos antes de servir.

Información nutricional por porción: Kcal: 130, Proteínas: 5.9g, Carbohidratos: 37.1 g, Grasas: 1.2g

8. Jugo de Coliflor y Papaya

Ingredientes:

3 floretes de coliflor, en trozos

1 taza de papaya, en trozos

1 naranja grande, sin piel y en gajos

1 lima entera, sin piel

1 puerro entero, en trozos

Preparación:

Lavar los floretes de coliflor y trozar. Dejar a un lado.

Pelar la papaya y cortarla por la mitad. Remover las semillas y pulpa. Trozar y dejar a un lado.

Pelar la naranja y dividirla en gajos. Cortar cada gajo por la mitad y dejar a un lado.

Pelar la lima y cortarla por la mitad. Dejar a un lado.

Lavar y trozar el puerro. Dejar a un lado.

Combinar la coliflor, palta, lima y puerro en una juguera, y pulsar. Transferir a un vaso y refrigerar 10 minutos antes de servir.

Información nutricional por porción: Kcal: 184, Proteínas: 4.6g, Carbohidratos: 55.5g, Grasas: 1.g

9. Jugo de Limón y Espinaca

Ingredientes:

1 taza de espinaca, en trozos

1 limón entero, sin piel

1 taza de arándanos

1 lima entera, sin piel

1 cucharada miel, cruda

2 onzas de agua

Preparación:

Lavar la espinaca bajo agua fría. Colar y trozar. Dejar a un lado.

Pelar el limón y lima. Cortarlos por la mitad y dejar a un lado.

Lavar los arándanos usando un colador. Colar y llenar un vaso medidor. Dejar a un lado.

Combinar la espinaca, limón, lima y arándanos en una juguera, y pulsar. Transferir a un vaso y añadir el agua y miel.

Decorar con menta.

Refrigerar 10 minutos antes de servir.

Información nutricional por porción: Kcal: 103, Proteínas: 4.5g, Carbohidratos: 33.8g, Grasas: 1g

10.   Jugo de Manzana y Col Rizada

Ingredientes:

2 manzana Granny Smith pequeña, sin centro

1 taza de pepino, en rodajas

2 tazas de col rizada fresca, en trozos

1 gajo grande de melón dulce

1 taza de berro, en trozos

1 taza de perejil fresco, en trozos

1 onza de agua

Preparación:

Lavar las manzanas y cortarlas por la mitad. Remover el centro y trozar. Dejar a un lado.

Lavar el pepino y cortarlo en rodajas finas. Llenar un vaso medidor y reservar el resto. Dejar a un lado.

Lavar la col rizada y trozarla. Dejar a un lado.

Cortar el melón dulce por la mitad. Remover las semillas y cortar un gajo grande. Pelarlo, trozarlo y poner en un tazón. Reservar el resto en la nevera.

Combinar el berro y perejil en un colador. Lavar bajo agua fría y romper con las manos. Dejar a un lado.

Combinar las manzanas, pepino, col rizada, berro, melón y perejil en una juguera, y pulsar. Transferir a un vaso y añadir el agua. Agregar hielo antes de servir.

Información nutricional por porción: Kcal: 259, Proteínas: 10.7g, Carbohidratos: 71.5g, Grasas: 2.5g

11. Jugo de Zanahorias y Pomelo

Ingredientes:

2 zanahorias medianas, en rodajas

1 naranja grande, sin piel

1 pomelo grande, en gajos

1 limón entero, sin piel

1 pera pequeña, sin centro y en trozos

1 nudo de jengibre pequeño, sin piel

Preparación:

Lavar y pelar la zanahoria. Cortar en rodajas finas y dejar a un lado.

Pelar la naranja y dividirla en gajos. Cortar cada gajo por la mitad y dejar a un lado.

Pelar el pomelo y dividirlo en gajos. Cortar cada gajo por la mitad y dejar a un lado.

Lavar la pera y remover el centro. Trozar y dejar a un lado.

Pelar el limón y cortarlo por la mitad. Dejar a un lado.

Pelar el jengibre y dejar a un lado.

Combinar las zanahorias, brócoli, naranja, limón y jengibre en una juguera. Pulsar.

Transferir a un vaso y refrigerar 15 minutos antes de servir.

Información nutricional por porción: Kcal: 202, Proteínas: 5.0, Carbohidratos: 67.3g, Grasas: 1g

12.   Jugo de Alcachofa y Pepino

Ingredientes:

1 cabeza de alcachofa grande

1 pepino entero, en rodajas

1 lima entera, sin piel

1 zanahoria grande, en rodajas

1 taza de cilantro fresco, en trozos

¼ cucharadita cúrcuma, molida

Preparación:

Lavar la alcachofa y recortar las hojas externas. Trozar y rellenar un vaso medidor. Reservar el resto en la nevera.

Lavar el pepino y cortarlo en rodajas gruesas. Dejar a un lado.

Pelar la lima y cortarla por la mitad. Dejar a un lado.

Lavar y pelar la zanahoria. Cortar en rodajas finas y dejar a un lado.

Añadir el cilantro a un colador. Lavar bajo agua fría y romper con las manos. Dejar a un lado.

Combinar la alcachofa, pepino, lima, cilantro y zanahoria en una juguera, y pulsar. Transferir a un vaso y añadir la cúrcuma.

Refrigerar 10 minutos antes de servir.

Información nutricional por porción: Kcal: 126, Proteínas: 9.8g, Carbohidratos: 42.3g, Grasas: 1.2g

13.   Jugo de Sandía y Guayaba

Ingredientes:

1 pomelo grande, en gajos

1 naranja grande

1 taza de sandía

1 manzana verde grande, sin centro

1 guayaba grande

2 onzas de agua de coco

Preparación:

Pelar el pomelo y dividirlo en gajos. Cortar cada gajo por la mitad y dejar a un lado.

Pelar la naranja y dividirla en gajos. Dejar a un lado.

Cortar la sandía por la mitad. Para una taza, necesitará un gajo grande. Pelarlo y trozarlo. Remover las semillas y dejar a un lado. Reservar el resto.

Lavar la manzana y remover el centro. Trozar y dejar a un lado.

Lavar la guayaba y trozarla. Si usa una fruta grande, reservar el resto en la nevera.

Combinar el pomelo, naranja, sandía, manzana y guayaba. Transferir a vasos y añadir el agua de coco.

Agregar hielo o refrigerar antes de servir.

Información nutricional por porción: Kcal: 320, Proteínas: 6.8g, Carbohidratos: 95.2g, Grasas: 1.7g

14.   Jugo de Cantalupo y Menta

Ingredientes:

2 tazas de cantalupo, en cubos

1 pomelo grande

1 taza de menta fresca, en trozos

¼ cucharadita de canela, molida

1 onza agua de coco

Preparación:

Cortar el cantalupo por la mitad. Remover las semillas y pulpa. Cortar y pelar 1 gajo grande. Trozar y llenar un vaso medidor. Reservar el resto en la nevera.

Pelar el pomelo y dividirlo en gajos. Cortar cada gajo por la mitad y dejar a un lado.

Lavar la menta y romper con las manos. Dejar a un lado.

Cortar el cantalupo por la mitad. Remover las semillas y pulpa. Cortar y pelar 1 gajo grande. Trozar y llenar un vaso medidor. Reservar el resto en la nevera.

Combinar el cantalupo, pomelo y menta en una juguera. Pulsar.

Transferir a un vaso y añadir la canela y agua de coco. Agregar hielo y servir inmediatamente.

Información nutricional por porción: Kcal: 191, Proteínas: 5.4g, Carbohidratos: 55.4g, Grasas: 1.1g

15.   Jugo de Espinaca y Frambuesa

Ingredientes:

1 taza de espinaca, en trozos

1 taza de frambuesas

1 taza de cantalupo, en cubos

1 taza de perejil, en trozos

1 pepino mediano, sin piel

1 cucharada de miel, cruda

Preparación:

Combinar la espinaca y perejil en un colador, y lavar bajo agua fría. Romper con las manos y dejar a un lado.

Lavar las frambuesas y dejar a un lado.

Cortar el cantalupo por la mitad. Remover las semillas y pulpa. Cortar dos gajos y pelarlo. Trozar y dejar a un lado. Reservar el resto en la nevera.

Lavar el pepino y cortarlo en rodajas gruesas. Dejar a un lado.

Procesar la espinaca, frambuesas, cantalupo, perejil y pepino en una juguera.

Transferir a vasos y añadir la miel.

Refrigerar 10 minutos antes de servir.

Información nutricional por porción: Kcal: 197, Proteínas: 10.2g, Carbohidratos: 58.3g, Grasas: 2.2g

16.   Jugo de Papaya y Lechuga

Ingredientes:

1 taza de papaya, en trozos

1 taza de repollo, en trozos

1 taza de lechuga roja, en trozos

2 peras grandes, sin centro

1 lima entera, sin piel

1 cucharada de azúcar de coco

½ taza de agua de coco pura, sin endulzar

Preparación:

Pelar la papaya y cortarla por la mitad. Remover las semillas y pulpa. Trozar y dejar a un lado.

Combinar el repollo y lechuga en un colador, y lavar bajo agua fría. Romper con las manos y dejar a un lado.

Lavar las peras y cortarlas por la mitad. Remover el centro y trozar. Dejar a un lado.

Procesar la papaya, repollo, peras, lechuga y lima en una juguera.

Transferir a un vaso y añadir el agua y azúcar de coco.

Agregar hielo y servir inmediatamente.

Información nutricional por porción: Kcal: 285, Proteínas: 4.2g, Carbohidratos: 96.1g, Grasas: 1.2g

17.   Jugo de Apio y Coliflor

Ingredientes:

1 taza de apio, en trozos

1 taza de coliflor, en trozos

1 cabeza de alcachofa grande

1 taza de pepino, en rodajas

¼ cucharadas de cúrcuma, molida

¼ cucharadita de pimienta cayena, molida

Preparación:

Lavar el apio y trozarlo. Dejar a un lado.

Lavar la coliflor y recortar las hojas externas. Trozar y llenar un vaso medidor. Reservar el resto.

Lavar la alcachofa y remover las hojas externas. Trozar y llenar un vaso medidor. Reservar el resto en la nevera.

Lavar el pepino y cortarlo en rodajas. Llenar un vaso medidor y reservar el resto en la nevera.

Combinar el apio, coliflor, alcachofa y pepino en una juguera, y pulsar. Transferir a un vaso y añadir la cúrcuma y pimienta cayena.

Servir inmediatamente.

Información nutricional por porción: Kcal: 77, Proteínas: 8.3g, Carbohidratos: 27.2g, Grasas: 0.7g

18.   Jugo de Brotes de Bruselas y Pimiento Dulce

Ingredientes:

1 pimiento dulce grande, en trozos

2 tazas de espinaca, en trozos

1 taza de Brotes de Bruselas, en trozos

1 manzana Granny Smith grande, sin piel y sin centro

¼ cucharadita de jengibre, molido

Preparación:

Lavar el pimiento dulce y cortarlo por la mitad. Remover las semillas y trozar. Dejar a un lado.

Lavar la espinaca y romper con las manos. Dejar a un lado.

Lavar los brotes de Bruselas y recortar las capas externas. Cortar por la mitad y dejar a un lado.

Lavar la manzana y remover el centro. Trozar y dejar a un lado.

Combinar el pimiento dulce, espinaca, brotes de Bruselas y manzana en una juguera.

Transferir a vasos y añadir la miel.

Agregar hielo y servir inmediatamente.

Información nutricional por porción: Kcal: 196, Proteínas: 6.8g, Carbohidratos: 55.6g, Grasas: 1.4g

19.   Jugo de Sandía y Manzana

Ingredientes:

1 gajo pequeño de sandía

1 taza de semillas de granada

1 manzana verde pequeña, sin centro

1 nudo de jengibre pequeño, en rodajas

1 onza de agua

Preparación:

Cortar la sandía por la mitad. Remover las semillas y cortar un gajo grande. Pelarlo y trozarlo. Reservar el resto en la nevera.

Cortar la parte superior de la granada y deslizar hacia las membranas blancas. Remover las semillas a un vaso medidor y dejar a un lado.

Lavar la manzana y cortarla por la mitad. Remover el centro y trozar. Dejar a un lado.

Pelar y trozar el jengibre. Dejar a un lado.

Combinar la sandía, granada, manzana y jengibre en una juguera. Pulsar y transferir a un vaso. Añadir agua para ajustar el espesor.

Refrigerar 15 minutos antes de servir.

Información nutricional por porción: Kcal: 162, Proteínas: 3.1g, Carbohidratos: 45.3g, Grasas: 1.5g

20.   Jugo de Zapallo Calabaza y Limón

Ingredientes:

1 taza de zapallo calabaza, en trozos

1 limón entero, sin piel

1 taza de hinojo, en trozos

1 taza de pepino, en rodajas

Preparación:

Pelar el zapallo calabaza y remover las semillas. Cortar en cubos y reservar el resto en la nevera.

Pelar el limón y cortarlo por la mitad. Dejar a un lado.

Recortar las capas marchitas del hinojo. Trozarlo y llenar un vaso medidor. Reservar el resto.

Lavar el pepino y cortarlo en rodajas. Llenar un vaso medidor y reservar el resto en la nevera. Dejar a un lado.

Combinar el zapallo calabaza, limón, hinojo y pepino en una juguera, y pulsar. Transferir a un vaso y añadir hielo picado.

Servir inmediatamente.

Información nutricional por porción: Kcal: 86, Proteínas: 3.4g, Carbohidratos: 30.0g, Grasas: 0.5g

21.   Jugo de Pomelo y Perejil

Ingredientes:

1 pomelo grande, sin piel

2 tazas de perejil, en trozos

1 pomelo grande, sin piel

1 taza de sandía, en cubos

7 onzas de frijoles verdes, en trozos

½ taza de agua de coco pura

Preparación:

Pelar el pomelo y trozarlo. Dejar a un lado.

Lavar el perejil bajo agua fría. Romper con las manos y dejar a un lado.

Cortar la sandía por la mitad. Para una taza, necesitará un gajo grande. Pelarlo y trozarlo. Remover las semillas y dejar a un lado. Reservar el resto en la nevera.

Lavar los frijoles verdes y trozarlos. Poner en una olla con agua hirviendo y cocinar por 3 minutos. Remover y colar. Dejar a un lado.

Procesar el pomelo, perejil, sandía y frijoles en una juguera.

Transferir a vasos y añadir el agua de coco.

Agregar hielo y servir inmediatamente.

Información nutricional por porción: Kcal: 161, Proteínas: 6.4g, Carbohidratos: 45.6g, Grasas: 1.5g

22. Jugo de Alcachofa y Limón

Ingredientes:

1 alcachofa mediana, en trozos

1 limón entero, sin piel

1 taza de arándanos agrios

1 manzana mediana, sin centro

¼ cucharadita de canela, molida

Preparación:

Lavar la alcachofa y recortar las hojas externas. Trozar y dejar a un lado.

Pelar el limón y cortarlo por la mitad. Dejar a un lado.

Lavar los arándanos. Colar y dejar a un lado.

Lavar la manzana y cortarla por la mitad. Remover el centro y trozar. Dejar a un lado.

Combinar la alcachofa, limón, arándanos agrios y manzana en una juguera, y pulsar. Transferir a un vaso y añadir la canela.

Refrigerar 15 minutos antes de servir.

Información nutricional por porción: Kcal: 149, Proteínas: 5.9g, Carbohidratos: 53.7g, Grasas: 0.8g

23.   Jugo de Damascos y Pomelo

Ingredientes:

2 damascos enteros, sin carozo

2 naranja grandes, sin piel

2 pomelos grandes, sin piel

1 taza de verdes de ensalada, en trozos

¼ cucharadita de cúrcuma, molida

Preparación:

Lavar los damascos y cortarlos por la mitad. Remover el carozo y trozar. Dejar a un lado.

Pelar las naranjas y dividirlas en gajos. Dejar a un lado.

Pelar los pomelos y dividirlos en gajos. Cortar cada gajo por la mitad y dejar a un lado.

Lavar los verdes de ensalada bajo agua fría. Colar y trozar.

Combinar los damascos, naranjas, pomelo y verdes de ensalada en una juguera, y pulsar. Transferir a un vaso y añadir la cúrcuma.

Refrigerar 10 minutos antes de servir.

Información nutricional por porción: Kcal: 344, Proteínas: 9.3g, Carbohidratos: 105.4g, Grasas: 1.6g

24.   Jugo de Moras y Limón

Ingredientes:

1 taza de moras

1 limón entero, sin piel

1 taza de remolacha, en rodajas

1 pera mediana, en trozos

1 onza de agua

Preparación:

Lavar las moras en un colador. Colar y dejar a un lado.

Pelar el limón y cortarlo por la mitad. Dejar a un lado.

Lavar la remolacha y recortar las partes verdes. Cortar en rodajas finas y llenar un vaso medidor. Reservar el resto.

Lavar la pera y cortarla por la mitad. Remover el centro y trozar. Dejar a un lado.

Combinar las moras, limón, remolacha y pera en una juguera, y pulsar. Transferir a un vaso y añadir el agua.

Refrigerar 15 minutos antes de servir.

Información nutricional por porción: Kcal: 165, Proteínas: 4.9g, Carbohidratos: 60.2g, Grasas: 1.4g

25.   Jugo de Berro y Pimiento Dulce

Ingredientes:

1 taza de berro, en trozos

1 pimiento dulce grande, en trozos

1 tomate mediano entero, en trozos

1 rama de romero

1 onza de agua

Preparación:

Lavar el berro bajo agua fría. Colar y romper con las manos. Dejar a un lado.

Lavar el pimiento dulce y cortarlo por la mitad. Remover las semillas y trozar. Dejar a un lado.

Lavar el tomate y ponerlo en un tazón pequeño. Trozar y reservar el jugo. Dejar a un lado.

Combinar el berro, pimiento dulce y tomate en una juguera, y pulsar. Transferir a un vaso y añadir el agua y jugo de tomate. Rociar con romero y servir inmediatamente.

Información nutricional por porción: Kcal: 56, Proteínas: 3.5g, Carbohidratos: 15.1g, Grasas: 0.7g

26.   Jugo de Calabacín y Cerezas

Ingredientes:

1 calabacín mediano, en trozos

1 taza de cerezas enteras

1 gajo grande de melón dulce

2 frutillas grandes

1 onza agua de coco

Preparación:

Lavar el calabacín y cortarlo en rodajas finas. Llenar el vaso medidor y reservar el resto. Dejar a un lado.

Usando un colador, lavar las cerezas. Colar y dejar a un lado.

Cortar el melón por la mitad. Remover las semillas y lavarlo. Cortar un gajo y pelarlo. Trozar y dejar a un lado.

Lavar las frutillas. Trozar y dejar a un lado.

Combinar el calabacín, cerezas, melón y frutillas en una juguera. Pulsar. Transferir a un vaso y añadir algunos cubos de hielo.

Servir inmediatamente.

Información nutricional por porción: Kcal: 96, Proteínas: 1.8g, Carbohidratos: 31.4g, Grasas: 0.6g

27.   Jugo de Acelga y Espárragos

Ingredientes:

1 taza de Acelga, en trozos

1 taza de espárragos, recortados

1 tomate grande, en trozos

1 taza de Brotes de Bruselas, recortados

1 calabacín grande, en rodajas

Preparación:

Lavar la acelga bajo agua fría. Colar y dejar a un lado.

Lavar los espárragos y recortar las puntas. Trozar y dejar a un lado.

Lavar el tomate y ponerlo en un tazón. Cortar en cuartos y reservar el jugo. Dejar a un lado.

Lavar los brotes de Bruselas y recortar las capas externas. Cortarlos por la mitad y dejar a un lado.

Lavar el calabacín y cortarlo en rodajas gruesas. Dejar a un lado.

Combinar la acelga, espárragos, tomate, brotes de Bruselas y calabacín en una juguera, y pulsar.

Transferir a un vaso y añadir hielo antes de servir.

Información nutricional por porción: Kcal: 109, Proteínas: 10.1g, Carbohidratos: 32.4g, Grasas: 1.2g

28. Jugo de Papaya Y Calabacín

Ingredientes:

1 taza de papaya, en trozos

1 calabacín grande, en rodajas

1 tomate grande, en trozos

1 limón grande, sin piel

1 taza de albahaca fresca, en trozos

Preparación:

Pelar la papaya y cortarla por la mitad. Remover las semillas y pulpa. Trozar y dejar a un lado.

Pelar el calabacín y trozarlo. Dejar a un lado.

Lavar el tomate y ponerlo en un tazón. Cortar en cuartos y reservar el jugo. Dejar a un lado.

Pelar el limón y cortarlo por la mitad. Dejar a un lado.

Lavar la albahaca y trozarla. Dejar a un lado.

Combinar la papaya, calabacín, tomate, limón y albahaca en una juguera, y pulsar.

Transferir a un vaso y añadir hielo antes de servir.

Información nutricional por porción: Kcal: 240, Proteínas: 3.1g, Carbohidratos: 75.1g, Grasas: 0.9g

29.   Jugo de Coco y Calabaza

Ingredientes:

1 taza de calabaza, en cubos

½ taza de agua de coco, sin endulzar

1 banana mediana, sin piel

1 taza de frambuesas, frescas

1 cucharadita de miel, cruda

Preparación:

Cortar la parte superior de la calabaza. Cortarla por la mitad y remover las semillas. Cortar un gajo grande y pelarlo. Trozar en cubos y llenar un vaso medidor. Reservar el resto en la nevera.

Pelar y trozar la banana. Dejar a un lado.

Lavar las frambuesas bajo agua fría. Colar y dejar a un lado.

Combinar la calabaza, banana y frambuesas en una juguera. Transferir a un vaso y añadir el agua de coco y miel.

Agregar hielo y servir inmediatamente.

Información nutricional por porción: Kcal: 153, Proteínas: 3.9g, Carbohidratos: 49.1g, Grasas: 1.3g

30.   Jugo de Bayas Mixtas y Coco

Ingredientes:

1 taza de arándanos agrios

1 taza de moras

1 taza de arándanos

1 taza de frambuesas

3 onzas de agua de coco

Preparación:

Combinar los arándanos agrios, arándanos, moras y frambuesas en un colador. Lavar bajo agua fría y colar. Dejar a un lado.

Combinar todo en una juguera, y pulsar. Transferir a un vaso y añadir hielo antes de servir. Puede añadir miel para más sabor.

Información nutricional por porción: Kcal: 165, Proteínas: 5.0g, Carbohidratos: 63.4g, Grasas: 2.1g

31.   Jugo de Lechuga y Pomelo

Ingredientes:

3 tazas de lechuga roja, en trozos

1 naranja grande, sin piel

1 pomelo grande, sin piel

1 taza de papaya, en trozos

½ taza de agua de coco pura, sin endulzar

1 cucharadita de miel líquida

Preparación:

Lavar la lechuga bajo agua fría. Romper con las manos y dejar a un lado.

Pelar la naranja y dividirla en gajos. Dejar a un lado.

Lavar el pomelo y trozarlo. Dejar a un lado.

Pelar la papaya y cortarla por la mitad. Remover las semillas y pulpa. Trozar y dejar a un lado.

Combinar la lechuga, naranja, pomelo y papaya en una juguera, y pulsar.

Transferir a vasos y añadir el agua de coco.

Refrigerar 10 minutos antes de servir.

Información nutricional por porción: Kcal: 208, Proteínas: 4.3g, Carbohidratos: 63.7g, Grasas: 0.9g

32.   Jugo de Brotes de Bruselas y Zanahoria

Ingredientes:

1 taza de coliflor, en trozos

1 taza de Brotes de Bruselas, en trozos

1 taza de zanahorias, en rodajas

1 taza de verdes de nabo, en trozos

3 naranja grandes, sin piel

1 cucharada de miel

Preparación:

Recortar las hojas externas de la coliflor. Lavarla y trozar. Llenar un vaso medidor y reservar el resto en la nevera.

Lavar los brotes de Bruselas y recortar las capas externas. Cortar por la mitad y dejar a un lado.

Lavar las zanahorias y cortarlas en rodajas finas. Dejar a un lado.

Lavar los verdes de nabo bajo y romper con las manos. Dejar a un lado.

Pelar las naranjas y dividirlas en gajos. Dejar a un lado.

Combinar la coliflor, brotes de Bruselas, zanahorias, verdes de nabo y naranjas en una juguera, y pulsar. Transferir a un vaso y añadir la miel y agua de coco.

Agregar hielo antes de servir o refrigerar por 10 minutos.

Información nutricional por porción: Kcal: 367, Proteínas: 14.47g, Carbohidratos: 116g, Grasas: 1.9g

33. Jugo de Limón y Brócoli

Ingredientes:

2 limones grandes, sin piel

2 tazas de brócoli crudo, en trozos

1 taza de frambuesas frescas

½ taza de agua de coco, sin endulzar

2 calabacines grandes, sin piel y en rodajas

1 cucharada de miel

Preparación:

Pelar el limón y cortarlo por la mitad. Dejar a un lado.

Lavar el brócoli y trozarlo. Dejar a un lado.

Lavar las frambuesas bajo agua fría. Colar y dejar a un lado.

Lavar el calabacín y cortarlo en rodajas gruesas. Dejar a un lado.

Combinar los limones, brócoli, frambuesas y calabacín en una juguera, y pulsar. Transferir a un vaso y añadir el agua de coco.

Agregar hielo y servir.

Información nutricional por porción: Kcal: 192, Proteínas: 10.9g, Carbohidratos: 56g, Grasas: 2.2g

34.   Jugo de Rábanos y Espárragos

Ingredientes:

1 gajo grande de melón dulce

1 rábano grande, en trozos

1 taza de Acelga, en trozos

1 taza de espárragos, recortados

1 taza de papaya, en trozos

¼ taza de agua de coco pura, sin endulzar

Preparación:

Cortar el melón dulce por la mitad. Remover las semillas. Cortar los gajos grandes y pelarlos. Trozar y poner en un tazón. Reservar el resto en la nevera.

Lavar el rábano y recortar las partes verdes. Trozar y dejar a un lado.

Lavar la acelga y romper con las manos. Dejar a un lado.

Lavar los espárragos y recortar las puntas. Trozar y dejar a un lado.

Pelar la papaya y cortarla por la mitad. Remover las semillas y pulpa. Trozar y dejar a un lado.

Combinar el melón, rábano, acelga, espárragos y papaya en una juguera, y pulsar.

Transferir a vasos y refrigerar 15 minutos antes de servir.

Información nutricional por porción: Kcal: 127, Proteínas: 5.2g, Carbohidratos: 37.0g, Grasas: 0.8g

35.   Jugo de Acelga y Guayaba

Ingredientes:

1 guayaba grande, en trozos

2 tazas de Acelga, en trozos

2 tazas de col rizada fresca, en trozos

Un puñado de espinaca, en trozos

¼ taza de agua de coco pura, sin endulzar

1 cucharada de azúcar de coco pura

Preparación:

Lavar la guayaba y trozarla. Dejar a un lado.

Combinar la acelga, col rizada y espinaca en un colador, y lavar bajo agua fría. Colar y trozar. Dejar a un lado.

Combinar la guayaba, acelga, col rizada y espinaca en una juguera, y pulsar.

Transferir a vasos y añadir el agua de coco y azúcar de coco pura.

Agregar hielo y servir inmediatamente.

Información nutricional por porción: Kcal: 129, Proteínas: 48.1g, Carbohidratos: 34.6g, Grasas: 3.2g

36.   Jugo de Pomelo y Naranja

Ingredientes:

2 naranja grandes, sin piel

1 pera mediana, en trozos

1 taza de espinaca, en trozos

1 pomelo grande, sin piel

1 rodaja de jengibre pequeña, sin piel

Preparación:

Pelar las naranjas y dividirlas en gajos. Dejar a un lado.

Lavar la pera y remover el centro. Trozar y dejar a un lado.

Lavar la espinaca y romper con las manos. Dejar a un lado.

Lavar el pomelo y trozarlo. Dejar a un lado.

Pelar el jengibre y dejar a un lado.

Combinar las naranjas, pera, espinaca, pomelo y jengibre en una juguera, y pulsar.

Transferir a vasos y refrigerar 10 minutos antes de servir.

Información nutricional por porción: Kcal: 221, Proteínas: 5g, Carbohidratos: 71.8g, Grasas: 0.8g

37.   Jugo de Coco y Lima

Ingredientes:

2 limas enteras, sin piel

1 taza de brócoli, en trozos

Un puñado de espinaca fresca

1 pomelo grande, sin piel

1 taza de agua de coco, sin endulzar

1 cucharada de miel, cruda

Algunas hojas de menta

Preparación:

Pelar las limas y cortarlas por la mitad. Dejar a un lado.

Lavar el brócoli y recortar las hojas externas. Dejar a un lado.

Lavar la espinaca y romper con las manos. Dejar a un lado.

Lavar el pomelo y trozarlo. Dejar a un lado.

Combinar las limas, brócoli, espinaca y pomelo en una juguera, y pulsar. Transferir a un vaso y añadir la miel. Decorar con hojas de menta.

Agregar hielo y servir.

Información nutricional por porción: Kcal: 176, Proteínas: 14.5g, Carbohidratos: 52.0g, Grasas: 2.07g

38. Jugo de Cerezas y Kiwi

Ingredientes:

1 taza de cerezas

1 taza de coliflor, en trozos

1 taza de col rizada, en trozos

3 kiwis grandes, sin piel

1 cucharadita de azúcar de coco pura

Preparación:

Lavar las cerezas y remover las ramas. Cortarlas por la mitad y llenar un vaso medidor. Dejar a un lado.

Recortar las hojas externas de la coliflor. Lavarla y trozar. Llenar un vaso medidor y reservar el resto en la nevera.

Lavar y trozar la col rizada. Dejar a un lado.

Pelar los kiwis y cortarlos por la mitad. Dejar a un lado.

Combinar cerezas, coliflor, col rizada y kiwis en una juguera. Transferir a un vaso y añadir el agua de coco.

Agregar hielo y servir.

Información nutricional por porción: Kcal: 228, Proteínas: 8.9g, Carbohidratos: 66.2g, Grasas: 2.3g

39. Jugo de Espinaca y Bayas Mixtas

Ingredientes:

1 taza de arándanos

1 taza de frambuesas

1 taza de arándanos

1 taza de frutillas, en trozos

¼ taza de espinaca

½ cucharadita de jengibre, molido

Preparación:

Lavar la espinaca y romper con las manos. Dejar a un lado.

Combinar las bayas en un colador y lavar bajo agua fría. Dejar a un lado.

Mezclar las bayas y espinaca en una juguera, y pulsar. Transferir a un vaso y añadir el jengibre.

Agregar algunos cubos de hielo y servir inmediatamente.

Información nutricional por porción: Kcal: 158, Proteínas: 5.9g, Carbohidratos: 56.4g, Grasas: 2.3g

40.   Jugo de Pomelo y Miel

Ingredientes:

1 pomelo grande, sin piel

1 taza de calabaza, en cubos

2 manzanas Granny Smith grandes, sin centro y en trozos

1 cucharadita de miel, cruda

½ cucharadita de jengibre, molido

Preparación:

Lavar el pomelo y trozarlo. Dejar a un lado.

Cortar la parte superior de la calabaza. Cortarla por la mitad y remover las semillas. Cortar un gajo grande y pelarlo. Trozar en cubos y llenar un vaso medidor. Reservar el resto en la nevera.

Lavar las manzanas y remover el centro. Trozar y dejar a un lado.

Combinar el pomelo, calabaza y manzanas en una juguera, y pulsar. Transferir a un vaso y añadir la miel y jengibre.

Refrigerar o añadir hielo y servir.

Información nutricional por porción: Kcal: 271, Proteínas: 4.5g, Carbohidratos: 79.22g, Grasas: 1.1g

41.   Jugo de Cantalupo y Papaya

Ingredientes:

1 taza de cantalupo, en cubos

1 taza de papaya, en trozos

½ taza de agua de coco

1 taza de guayaba, en trozos

1 cucharada de hojas de menta fresca

¼ cucharadita de canela, molida

Preparación:

Cortar el cantalupo por la mitad. Remover las semillas y pulpa. Cortar y pelar 1 gajo grande. Trozar y llenar un vaso medidor. Reservar el resto en la nevera.

Pelar la papaya y cortarla por la mitad. Remover las semillas y pulpa. Trozar y dejar a un lado.

Lavar la guayaba y trozarla. Si usa una fruta grande, reservar el resto en la nevera.

Combinar el cantalupo, papaya y guayaba en una juguera.

Transferir a vasos y añadir el agua de coco.

Decorar con hojas de menta y añadir hielo antes de servir.

Información nutricional por porción: Kcal: 124, Proteínas: 3.3g, Carbohidratos: 36.3g, Grasas: 1.2g

42.   Jugo de Frutillas y Coco

Ingredientes:

2 tazas de frutillas, en trozos

1 naranja roja grande

1 taza de arándanos

½ taza de agua de coco, sin endulzar

1 cucharadita de azúcar de coco pura

Preparación:

Combinar los arándanos y frutillas en un colador, y lavar bajo agua fría. Dejar a un lado.

Pelar la naranja y dividirla en gajos. Usar la mitad de los gajos y reservar el resto.

Combinar los arándanos, frutillas y naranja en una juguera. Transferir a un vaso y añadir el agua de coco y azúcar de coco.

Agregar hielo o refrigerar antes de servir.

Información nutricional por porción: Kcal: 146, Proteínas: 3.0g, Carbohidratos: 45.8g, Grasas: 0.8g

43.   Jugo de Zapallo Calabaza y Canela

Ingredientes:

1 taza de zapallo calabaza, en trozos

1 pera pequeña, sin centro y en trozos

½ cucharadita de canela, molida

¼ taza de agua

Preparación:

Pelar el zapallo calabaza y remover las semillas. Cortar en cubos y reservar el resto.

Lavar la pera y remover el centro. Trozar y dejar a un lado.

Combinar la calabaza y pera en una juguera, y pulsar.

Transferir a vasos y añadir el agua y canela.

Agregar hielo antes de servir.

Información nutricional por porción: Kcal: 183, Proteínas: 3.4g, Carbohidratos: 59.8g, Grasas: 0.5g

44.   Jugo de Zanahoria y Manzana

Ingredientes:

2 zanahorias grandes, en rodajas

1 taza de chirivías, en rodajas

3 manzanas Granny Smith, sin centro y en trozos

½ cucharadita de canela, molida

¼ cucharadita de jengibre, molido

1 cucharada de miel, cruda

Preparación:

Lavar las zanahorias y chirivías y cortar en rodajas gruesas. Dejar a un lado.

Lavar las manzanas y remover el centro. Trozar y dejar a un lado.

Combinar las zanahorias, chirivías y manzanas en una juguera, y pulsar.

Transferir a un vaso y añadir la miel, canela y jengibre.

Agregar algunos cubos de hielo y servir inmediatamente.

Información nutricional por porción: Kcal: 406, Proteínas: 5.6g, Carbohidratos: 121.8g, Grasas: 1.9g

45.   Jugo de Calabacines y Pomelo

Ingredientes:

3 calabacines grandes, sin piel

1 pomelo, sin piel

1 cucharadita de extracto de menta

1 onza de agua de coco

1 cucharada de azúcar de coco

Preparación:

Lavar el calabacín y cortarlo en rodajas gruesas. Dejar a un lado.

Pelar y trozar el pomelo. Dejar a un lado.

Combinar los calabacines y pomelo en una juguera, y pulsar. Transferir a un vaso y añadir el agua de coco, azúcar de coco y extracto de menta.

Agregar algunos cubos de hielo y servir inmediatamente.

Información nutricional por porción: Kcal: 204, Proteínas: 7.7g, Carbohidratos: 59g, Grasas: 1.3g

46.   Jugo de Apio y Chirivías

Ingredientes:

1 taza de chirivías, en trozos

2 zanahorias grandes, en rodajas

1 tallo de apio, en trozos

1 guayaba entera, en trozos

2 pomelos grandes, sin piel

1 naranja grande, sin piel

Preparación:

Lavar las zanahorias y chirivías y cortar en rodajas gruesas. Dejar a un lado.

Lavar el apio y trozarlo. Dejar a un lado.

Lavar la guayaba y trozarla. Si usa una fruta grande, reservar el resto en la nevera.

Pelar los pomelos y trozarlos.

Pelar las naranjas y dividirlas en gajos. Dejar a un lado.

Combinar las chirivías, zanahorias, apio, guayaba, pomelo y naranja en una juguera, y pulsar.

Transferir a un vaso y añadir hielo antes de servir.

Información nutricional por porción: Kcal: 328, Proteínas: 8.7g, Carbohidratos: 101.2g, Grasas: 2.0g

47.   Jugo de Cantalupo con Durazno Fresco

Ingredientes:

1 taza de cantalupo, en cubos

1 durazno mediano, sin carozo

1 taza de mango, en trozos

1 lima entera, sin piel

1 taza de menta fresca, picada

Preparación:

Cortar el cantalupo por la mitad. Remover las semillas y cortar dos gajos. Pelarlos, trozarlos y dejar a un lado. Reservar el resto en la nevera.

Lavar el durazno y cortarlo por la mitad. Remover el carozo y trozar. Dejar a un lado.

Lavar y pelar el mango. Trozar y dejar a un lado.

Pelar la lima y cortarla por la mitad. Dejar a un lado.

Combinar el cantalupo, mango, durazno, lima y menta en una juguera. Pulsar. Transferir a un vaso y añadir hielo picado.

Servir inmediatamente.

Información nutricional por porción: Kcal: 205, Proteínas: 5.2g, Carbohidratos: 59.2g, Grasas: 1.6g

48.   Jugo de Lima y Cereza

Ingredientes:

1 taza de palta, en cubos

1 taza de cerezas frescas, sin carozo

1 lima entera, sin piel

1 naranja mediana, en gajos

1 cucharada de miel, cruda

Preparación:

Pelar la palta y cortarla por la mitad. Remover el carozo y cortarla en cubos. Llenar un vaso medidor y reservar el resto.

Lavar las cerezas y cortarlas por la mitad. Remover el carozo y dejar a un lado.

Pelar la lima y cortarla por la mitad. Dejar a un lado.

Pelar la naranja y dividirla en gajos. Cortar cada gajo por la mitad y dejar a un lado.

Combinar la palta, cerezas, lima y naranja en una juguera, y pulsar. Transferir a un vaso y añadir la miel.

Agregar hielo picado y servir.

Información nutricional por porción: Kcal: 408, Proteínas: 6g, Carbohidratos: 74.5g, Grasas: 22.5g

49.   Jugo de Frambuesa y Ciruela

Ingredientes:

1 taza de frambuesas

2 ciruelas enteras, sin carozo

1 taza de damascos, en rodajas

1 zanahoria mediana, en rodajas

1 cucharada de miel, cruda

Preparación:

Lavar las frambuesas bajo agua fría. Colar y dejar a un lado.

Lavar las ciruelas y cortarlas por la mitad. Remover los carozos y dejar a un lado.

Lavar los damascos y cortarlos por la mitad. Remover los carozos y cortar en rodajas. Llenar un vaso medidor y reservar el resto.

Lavar y pelar la zanahoria. Cortar en rodajas finas y dejar a un lado.

Combinar las frambuesas, damascos, zanahoria y ciruelas en una juguera, y pulsar.

Transferir a un vaso y añadir la miel. Agregar hielo picado antes de servir.

Información nutricional por porción: Kcal: 232, Proteínas: 5.3g, Carbohidratos: 70.9g, Grasas: 1.9g

50.   Jugo de Canela y Kiwi

Ingredientes:

1 kiwi entero, en rodajas

1 taza de remolacha, en rodajas

1 manzana pequeña, sin centro

1 pera pequeña, sin centro

¼ cucharadita de canela, molida

Preparación:

Pelar el kiwi y cortarlo por la mitad. Dejar a un lado.

Lavar la remolacha y recortar las partes verdes. Pelar y cortar en rodajas. Rellenar un vaso medidor y reservar el resto.

Lavar la manzana y pera. Remover el centro y trozar. Dejar a un lado.

Combinar la remolacha, kiwi, manzana y pera en una juguera, y pulsar. Transferir a un vaso y añadir la canela. Refrigerar 15 minutos antes de servir.

Información nutricional por porción: Kcal: 211, Proteínas: 4.2g, Carbohidratos: 65.3g, Grasas: 1.1g

OTROS TITULOS DE ESTE AUTOR

70 Recetas De Comidas Efectivas Para Prevenir Y Resolver Sus Problemas De Sobrepeso: Queme Calorías Rápido Usando Dietas Apropiadas y Nutrición Inteligente

Por

Joe Correa CSN

48 Recetas De Comidas Para Eliminar El Acné: ¡El Camino Rápido y Natural Para Reparar Sus Problemas de Acné En 10 Días O Menos!

Por

Joe Correa CSN

41 Recetas De Comidas Para Prevenir el Alzheimer: ¡Reduzca El Riesgo de Contraer La Enfermedad de Alzheimer De Forma Natural!

Por

Joe Correa CSN

70 Recetas De Comidas Efectivas Para El Cáncer De Mama: Prevenga Y Combata El Cáncer De Mama Con una Nutrición Inteligente y Alimentos Poderosos

Por

Joe Correa CSN

www.ingramcontent.com/pod-product-compliance
Lightning Source LLC
Chambersburg PA
CBHW030257030426
42336CB00009B/416